Farès Azaiez

Dissecção espontânea das artérias coronárias

Farès Azaiez

Dissecção espontânea das artérias coronárias

Tratamento e prognóstico a longo prazo

ScienciaScripts

Imprint
Any brand names and product names mentioned in this book are subject to trademark, brand or patent protection and are trademarks or registered trademarks of their respective holders. The use of brand names, product names, common names, trade names, product descriptions etc. even without a particular marking in this work is in no way to be construed to mean that such names may be regarded as unrestricted in respect of trademark and brand protection legislation and could thus be used by anyone.

Cover image: www.ingimage.com

This book is a translation from the original published under ISBN 978-620-6-72484-1.

Publisher:
Sciencia Scripts
is a trademark of
Dodo Books Indian Ocean Ltd. and OmniScriptum S.R.L publishing group

120 High Road, East Finchley, London, N2 9ED, United Kingdom
Str. Armeneasca 28/1, office 1, Chisinau MD-2012, Republic of Moldova, Europe
Printed at: see last page
ISBN: 978-620-8-18608-1

Índice

LISTA DE ABREVIATURAS

- **ARB II**: antagonista dos receptores da angiotensina II
- **AVC :** Acidente vascular cerebral
- **CD:** coronária direita
- **Cx:** circunflexo
- **FMD:** displasia fibromuscular
- **Dg**: diagonal
- **DSAC:** dissecção espontânea das artérias coronárias
- **ECG:** eletrocardiograma
- **ETT:** ecocardiografia trans-torácica
- **FEVE**: fração de ejeção do ventrículo esquerdo
- **FRCV:** fator de risco cardiovascular
- **HI:** hematoma intramural
- **HTA:** hipertensão arterial
- **ICP:** intervenção coronária percutânea
- **IM:** enfarte do miocárdio
- Inibidor **da ECA**: inibidor da conversão enzimática
- **AIV:** interventricular anterior
- **Mg:** marginal
- **NSTEMI:** enfarte do miocárdio sem elevação do segmento ST
- **OCT**: tomografia de coerência ótica
- **CABG:** cirurgia de revascularização do miocárdio
- **SCA:** síndrome coronária aguda
- **STEMI:** enfarte do miocárdio com elevação persistente do segmento ST
- **TCG:** tronco comum esquerdo

INTRODUÇÃO

A dissecção espontânea da artéria coronária (SCAD) é definida como a dissecção de uma artéria epicárdica que não é iatrogénica nem pós-traumática e não está associada a aterosclerose. O mecanismo predominante de lesão miocárdica após a DCAC é a obstrução coronária causada pela formação de hematoma intramural (HIM) ou laceração da íntima, em vez de trombo intraluminal ou rutura da placa aterosclerótica.

Desde a primeira descrição da CASD na autópsia de Pretty em 1931 (1), numa mulher de 42 anos que morreu na sequência de vómitos incoercíveis, a nossa compreensão da doença evoluiu enormemente nas últimas oito décadas e, em particular, nos últimos cinco anos.

De facto, os avanços na nossa análise da epidemiologia da DACS, a disponibilidade de técnicas de imagem endocoronária (2), o desenvolvimento da classificação angiográfica específica da DACS (3) e o olhar atento dos cardiologistas de intervenção sugerem que a DACS é muito mais comum do que se pensava, particularmente em mulheres jovens.

Por conseguinte, a DACS coloca o problema de um diagnóstico que é frequentemente confuso devido a um terreno diferente e que, por conseguinte, requer um tratamento e um prognóstico diferentes da doença aterosclerótica.

O nosso estudo baseou-se essencialmente no recente consenso europeu de 2018 (4) e americano (5) com os seguintes objectivos:

- Descrever as caraterísticas demográficas, clínicas, angiográficas e terapêuticas dos doentes com DACS.
- Avaliar o prognóstico imediato e a longo prazo destes doentes.

MÉTODOS

I - TIPO DE ESTUDO

Este foi um estudo observacional prospetivo de centro único realizado no departamento de cardiologia do Hospital Mongi Slim La Marsa durante um período de dois anos, de agosto de 2018 a agosto de 2020.

II - POPULAÇÃO DO ESTUDO

Critérios de inclusão :

A DSAC refere-se ao desenvolvimento agudo de um falso lúmen na parede da artéria coronária, que pode comprometer o fluxo coronário por compressão externa do lúmen verdadeiro; por esta razão, apenas foram incluídas as dissecções descobertas na sequência de síndromes coronárias agudas (SCA).

O aspeto angiográfico correspondia a um dos três tipos da classificação de Saw et al. de 2014 (3) ou ao tipo 4 que completa esta classificação estabelecida em 2017 por Al-Hussaini e Adlam em 2017 (6).

Critérios de não-inclusão :

Não foram incluídas dissecções iatrogénicas, dissecções pós-traumáticas ou dissecções resultantes de dissecção primária da aorta, úlceras penetrantes ou rutura de placas ateroscleróticas.

III - METODOLOGIA :

III-1-Colheita de dados

Os casos de CASD foram coletados prospectivamente desde julho de 2018 de pacientes submetidos à angiografia coronária na suíte de cateterismo do Hospital Mongi Slim La Marsa.

Os exames angiográficos foram efectuados e revistos pelo mesmo operador.

Conservámos os registos médicos dos doentes depois de obtermos o seu consentimento para a inclusão.

O acompanhamento prospetivo de todos os doentes foi registado durante as consultas subsequentes dos médicos assistentes ou, na sua falta, por contacto telefónico.

- *História de caso :*

Foram registados os dados sociodemográficos, a história clínica e os factores de risco cardiovascular (FRCV).

Além disso, foram investigadas as circunstâncias de aparecimento, as condições associadas e os factores favoráveis descritos na literatura: gravidez, displasia fibromuscular, anomalias do tecido conjuntivo, doenças sistémicas e possível stress físico ou emocional.

- Exames cardiovasculares e somáticos gerais :

Todos os doentes foram submetidos a um exame cardiovascular com um eletrocardiograma (ECG) de 17 derivações.

Foram identificadas as complicações hospitalares das SCA, nomeadamente as complicações hemodinâmicas e rítmicas.

- *Biologia :*

Foram registados os picos dos marcadores de necrose miocárdica, em particular das troponinas ultra-sensíveis, para estratificar o risco de SCA sem alteração persistente do segmento ST.

Além disso, todos os doentes fizeram análises ao hemograma, à função renal e ao ionograma, à glicemia em jejum e aos níveis lipídicos.

- *Ecocardiografia transtorácica :*

Todos os doentes foram submetidos a ecocardiograma transtorácico (ETT) para avaliação da fração de ejeção do ventrículo esquerdo (FEVE), cinética segmentar e possíveis complicações do enfarte do miocárdio (IM).

- *Angiografia coronária :*

➔ *Classificação angiográfica DSAC*

A classificação do National Heart, Lung, and Blood Institute (NHLBI) (7) foi proposta antes da era dos stents para classificar as dissecções relacionadas com a angioplastia.

A classificação específica dos CASD é a de Saw et al. (3) em três tipos (Figura 1) aos quais o tipo 4 foi acrescentado por Al-Hussaini e Adlam em 2017 (6).

TIPO 1: É o aspeto angiográfico patognomónico da SCAD com contraste da parede arterial com visualização de vários lumens e retalho intimal radiolucente.

TIPO 2: (Estenose difusa de gravidade variável): a aparência angiográfica não é óbvia e é frequentemente mal diagnosticada. Esta dissecção (tipicamente > 20 mm) envolve frequentemente os segmentos médio e distal da coronária e pode ser tão extensa que atinge a extremidade distal. Há uma alteração abrupta (muitas vezes subtil) do calibre arterial, com demarcação do diâmetro normal para um estreitamento difuso.

TIPO 3: Esta aparência é a mais difícil de diferenciar da aterosclerose e a mais suscetível de ser mal diagnosticada, necessitando frequentemente de imagens endocoronárias para confirmar o diagnóstico. As caraterísticas angiográficas que favorecem a DACS são: (a) ausência de envolvimento aterosclerótico noutras artérias, (b) lesões longas (11-20 mm), (c) estenose turva e (d) estenose linear.

TIPO 4: Oclusão (geralmente distal) do vaso. Nesta apresentação, deve ser excluída uma causa embólica.

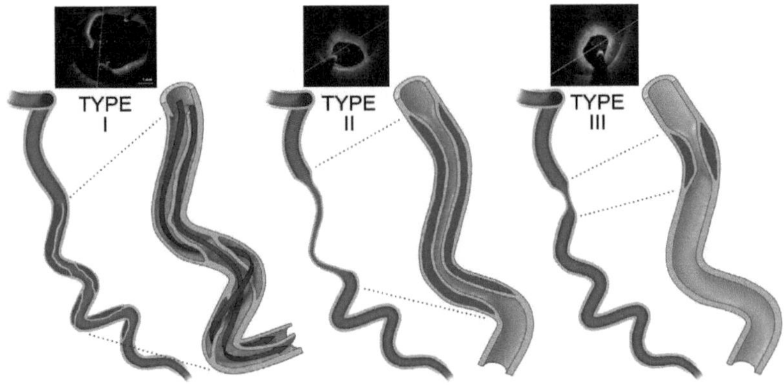

Figura 1: Os três primeiros tipos de dissecção coronária espontânea (8)

➔ Outras caraterísticas da lesão

Procurámos tortuosidades coronárias e eventuais tractos intramiocárdicos.

A definição utilizada para tortuosidades coronárias é a de Eleid et al (9) proposta em 2014. A tortuosidade foi definida pela presença de pelo menos três curvaturas consecutivas de 90° a 180° medidas no final da diástole numa artéria coronária epicárdica principal ≥ 2 mm de diâmetro (Figura 2).

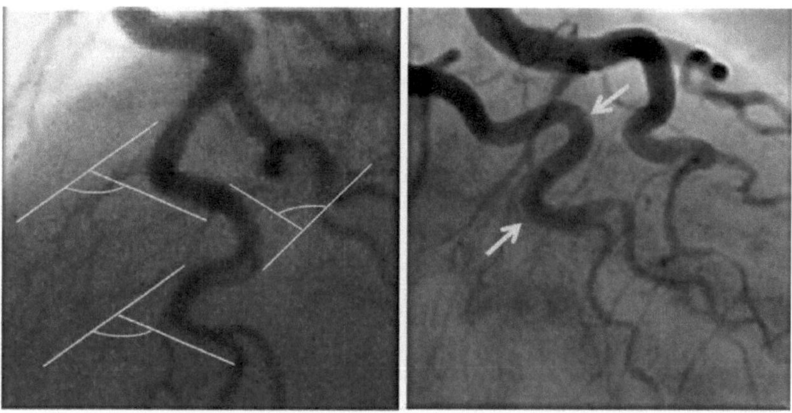

Figura 2: Definição de tortuosidade coronária

- Estratégias terapêuticas :

Foram registados os tratamentos inicialmente administrados antes da angiografia coronária e após o diagnóstico de DAC.

Os doentes receberam apenas tratamento conservador ou uma estratégia de reperfusão coronária.

III-2- Definições

➢ **Síndrome coronária aguda:** O termo SCA refere-se a qualquer grupo de sintomas clínicos consistentes com isquémia aguda do miocárdio. Inclui angina instável, enfarte do miocárdio com supradesnivelamento do segmento ST não persistente (NSTEMI) e enfarte do miocárdio com supradesnivelamento do segmento ST (STEMI).

➢ **Eventos Cardíacos e Cerebrovasculares Adversos Graves (MACCE)** (10)**:** definidos como a ocorrência de morte por qualquer causa, enfarte do miocárdio não fatal, revascularização repetida do vaso alvo ou acidente **vascular** cerebral.

III-3- Critérios de avaliação

O resultado primário foi a ocorrência de MACCE durante o período de acompanhamento.

III-4- Metodologia estatística

Calculámos frequências simples e frequências relativas para as variáveis qualitativas.

Calculámos as médias, as medianas e os desvios-padrão e determinámos o intervalo (valores extremos = mínimo e máximo) para as variáveis quantitativas.

IV. Pesquisa bibliográfica

Os motores de busca utilizados no nosso estudo foram o PubMed (Medline) e o ScienceDirect.

As palavras-chave utilizadas em francês foram : Dissecção espontânea da artéria coronária, Revascularização do miocárdio, Prognóstico.

As palavras-chave utilizadas em inglês foram: Spontaneous coronary artery dissection, myocardial revascularisation, Outcome.

V. Considerações éticas

Declaramos que não tivemos conflitos de interesses e que respeitámos o sigilo médico em todos os casos tratados no nosso departamento.

VI. Redação da dissertação

Seguimos o formato IMRAD para a redação científica.

RESULTADOS

Durante o período em análise, foram diagnosticados **13 casos de DACS**.

I - IMPACTO

Durante o período do estudo foram efectuadas 1.473 coronariografias, das quais 500 no contexto de SCA.

A incidência de CASD foi de 0,9% de todas as angiografias coronárias e de 2,6% das angiografias coronárias efectuadas por SCA.

II - CARACTERÍSTICAS GERAIS DA POPULAÇÃO

II- 1 - Idade

A idade média foi de 56 anos, com um desvio padrão de 11 anos e extremos que variaram entre 35 e 72 anos. Os doentes na casa dos 50 anos foram a categoria mais representada.

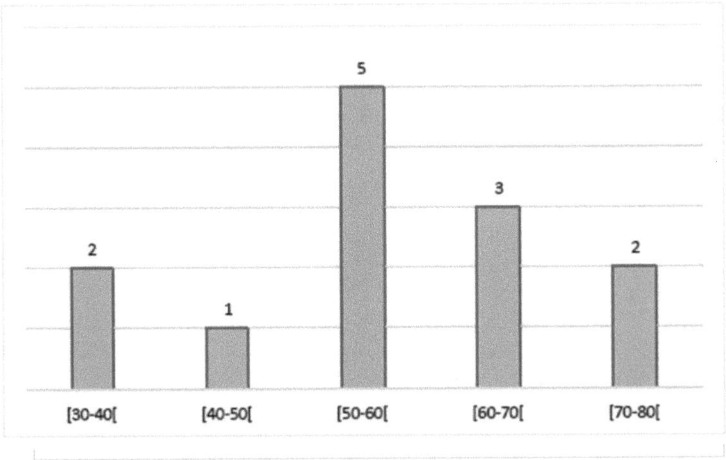

Figura 3: Repartição dos doentes por grupo etário.

II- 2 - Tipo

Na nossa série, predominaram as mulheres, com um rácio entre sexos de 0,2.

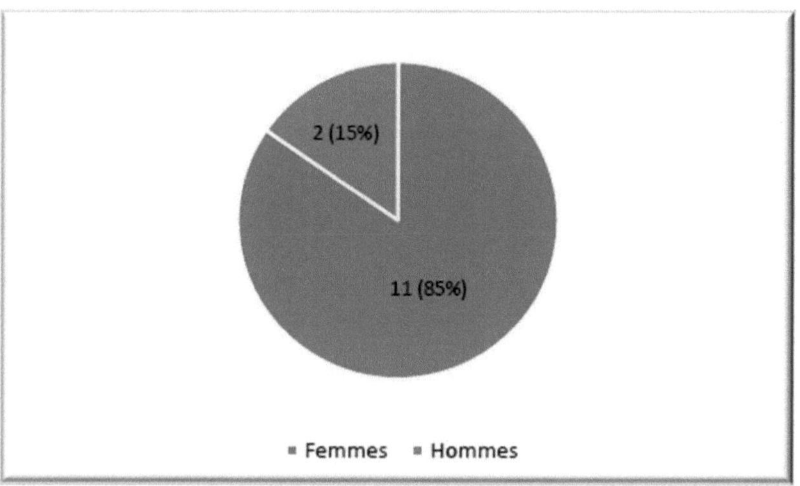

Figura 4: Distribuição dos doentes por género.

II- 3- Factores de risco cardiovascular

A maioria dos doentes (N=6, 46%) não tinha FRCV.

Cinco doentes apresentavam um único FRCV, um doente apresentava dois FRCV e um doente apresentava três FRCV (Figura 5). A hipertensão arterial foi o FRCV mais frequente (5 doentes, 38%) (Figura 6).

O número médio de FRCVs por doente foi de 0,8.

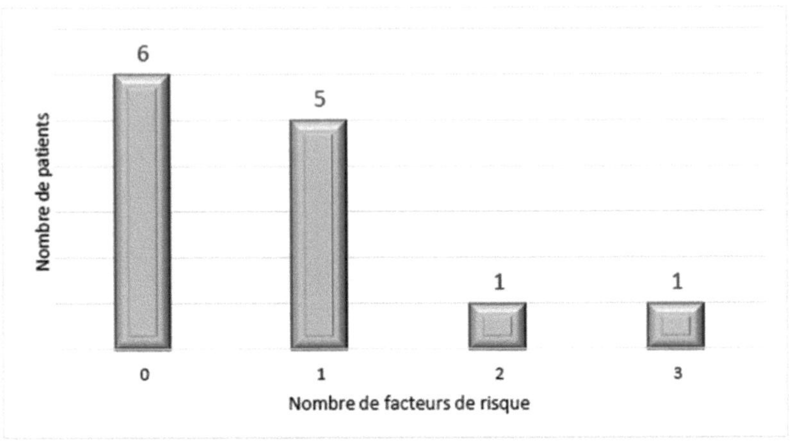

Figura 5: Associação de factores de risco cardiovascular.

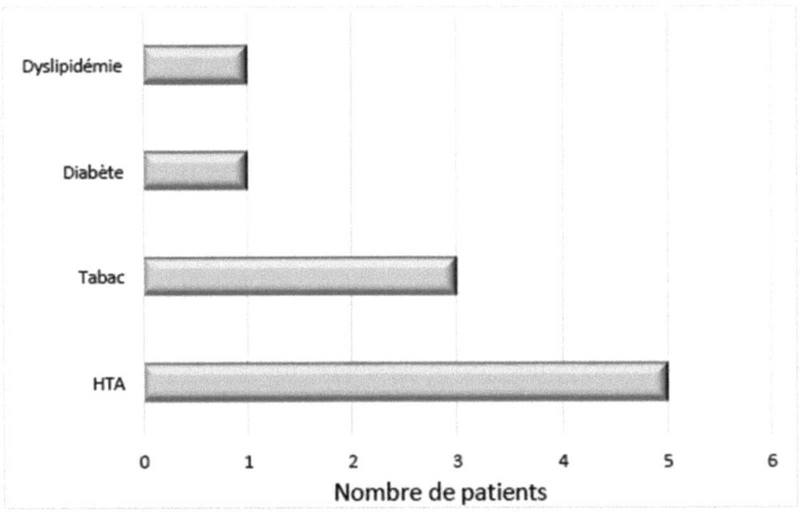

Figura 6: Prevalência de factores de risco cardiovascular.

II- 4- Factores contribuintes e condições associadas

Nenhum caso de DSAC estava relacionado com a gravidez.

O stress físico intenso e uma crise hipertensiva foram as causas em dois doentes cada (Quadro I).

É de salientar que dois doentes apresentavam hipotiroidismo em tratamento.

Quadro I: Factores contribuintes e condições associadas

Condições associadas	**Número de pacientes**
Stress físico	2
Stress emocional	0
Surto hipertensivo	2
Drogas recreativas	0
Gravidez	0
Doença inflamatória sistémica	0
Displasia fibromuscular	0
Doença do tecido conjuntivo	0
Depressão	1
Enxaqueca	1
Hipotiroidismo	2

II- 5- Apresentações clínicas e ecocardiográficas

A apresentação clínica predominante foi o NSTEMI em oito doentes (61%). Destes, apenas um apresentava risco muito elevado devido à subida difusa do segmento ST com ultrapassagem concomitante do AVR.

Cinco doentes (39%) apresentaram um EAMCST, três dos quais progressivos e dois observados ao 2º dia. Dos três doentes com EAMCST ativo, dois foram submetidos a trombólise com insucesso e posteriormente submetidos a coronariografia, enquanto apenas um foi submetido a coronariografia de imediato (Figura 7).

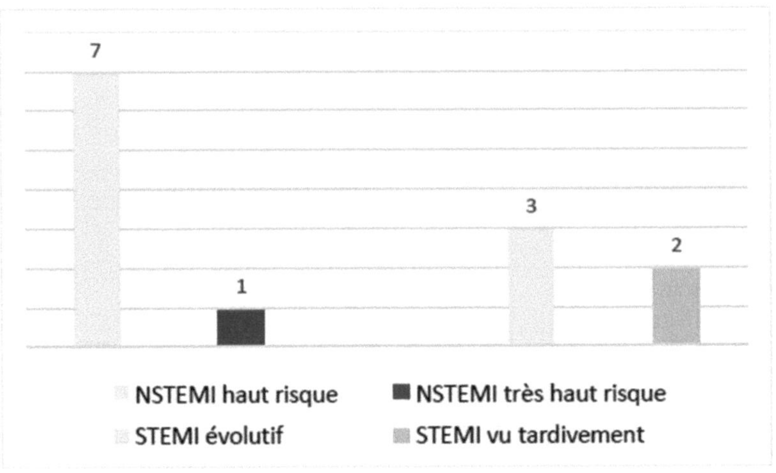

Figura 7: Apresentações clínicas na admissão

A maioria dos doentes (N=11, 85%) apresentava cinética segmentar normal no ETT.

Um doente apresentava acinesia apical com um trombo intraventricular esquerdo e outro doente apresentava hipocinesia segmentar.

III - CARACTERÍSTICAS ANGIOGRÁFICAS DAS LESÕES

III - 1- Localização das lesões

As lesões do DSAC envolveram maioritariamente o eixo interventricular anterior (AIV)-diagonal (Dg) (7 doentes, 54%), seguido do eixo circunflexo (Cx)-marginal (Mg) e depois a artéria coronária direita (ACD) (Figura 8).

O tronco comum esquerdo não foi afetado na nossa série.

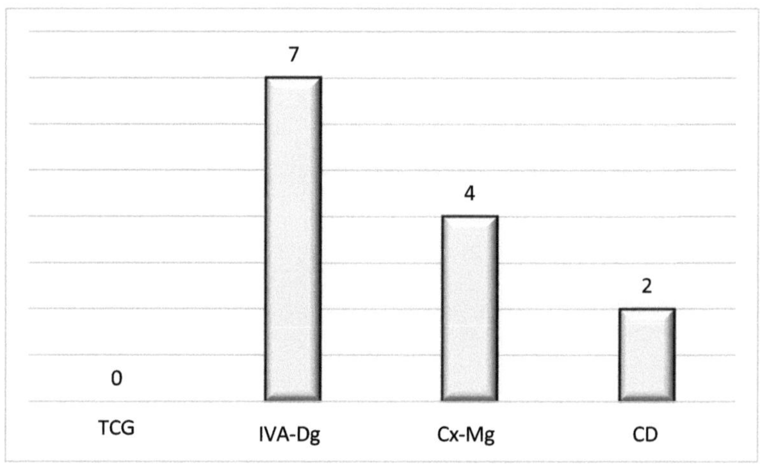

Figura 8: Localização das lesões de dissecção espontânea das artérias coronárias

III - 2 - Caraterísticas das lesões

A maioria dos doentes apresentava um DSAC tipo 2 (46%) com um comprimento >20 mm (62%) (Tabela II).

A tortuosidade grave foi associada a 5 doentes (38%).

Tabela II: Principais caraterísticas da lesão

Caraterísticas	**Número de doentes (%)**
Tipo angiográfico *	
• Tipo 1	5 (38)
• Tipo 2	6 (46)
• Tipo 3	1 (8)
• Tipo 4	1 (8)
Comprimento (mm)	
• <10	3 (23)
• 10-20	2 (15)
• >20	8 (62)
Trombo	2 (15)
Tortuosidade grave	5 (38)
Via intramiocárdica	0 (0)

* : de acordo com a classificação de Saw et al.

III- 3- Imagens angiográficas

As diferentes apresentações angiográficas dos 13 pacientes são mostradas nas Figuras 9 a 21.

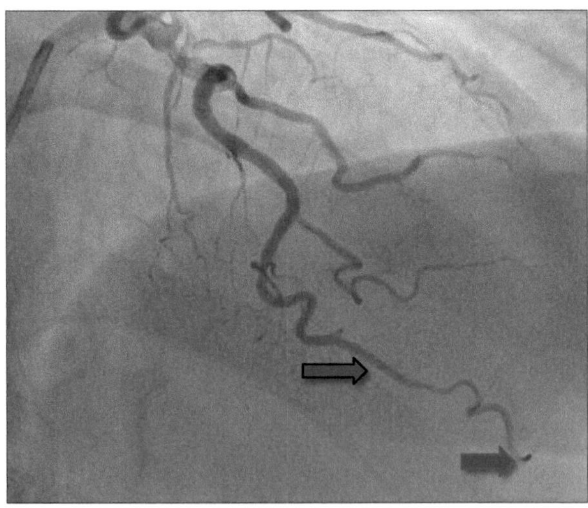

- Figura 9: Mulher de 71 anos, hipertensa dislipidémica, síndrome eléctrica da VIA. **Dissecção tipo 2 do VIA distal.**

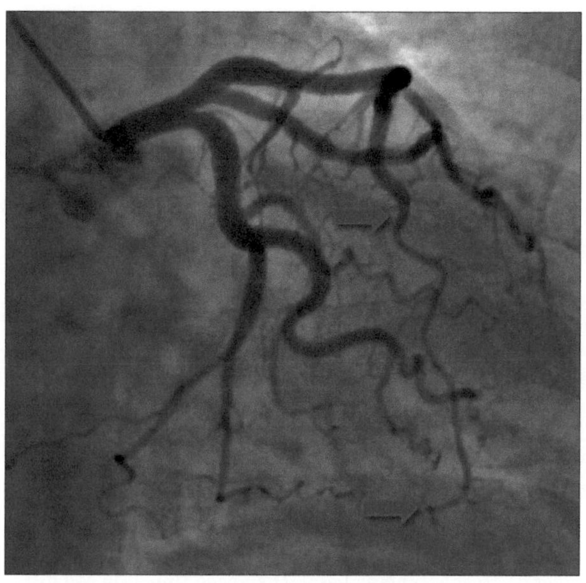

Figura 10: Mulher de 63 anos, hipertensa fumadora, isquémia subepicárdica apicolateral. **Dissecção tipo 2 do IAL distal**.

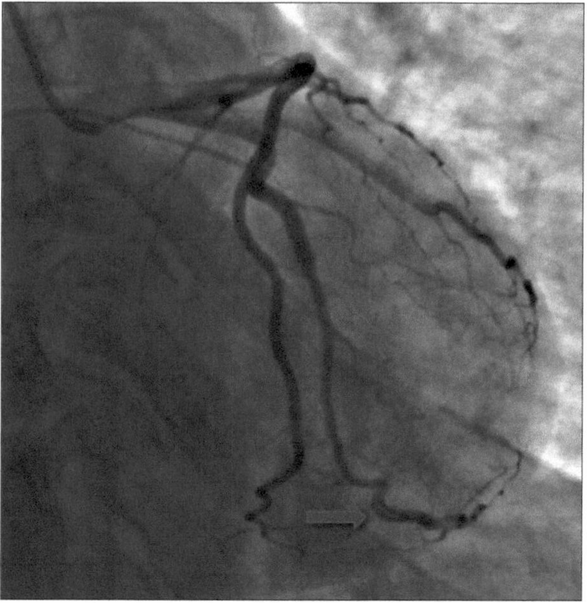

Figura 11: Mulher de 48 anos, isquémia subepicárdica inferior. **Dissecção tipo 1 do Mg distal.**

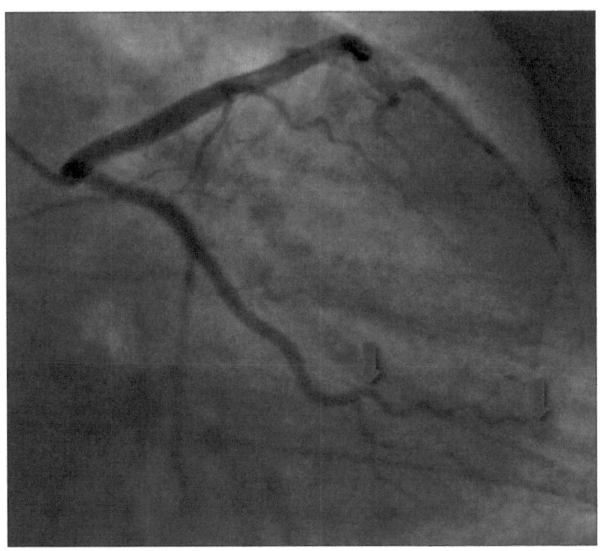

Figura 12: Mulher de 56 anos, enfarte basal. **Dissecção tipo 2 da Mg distal** confirmada em RM (contraste isquémico transmural da parede lateral medioventricular).

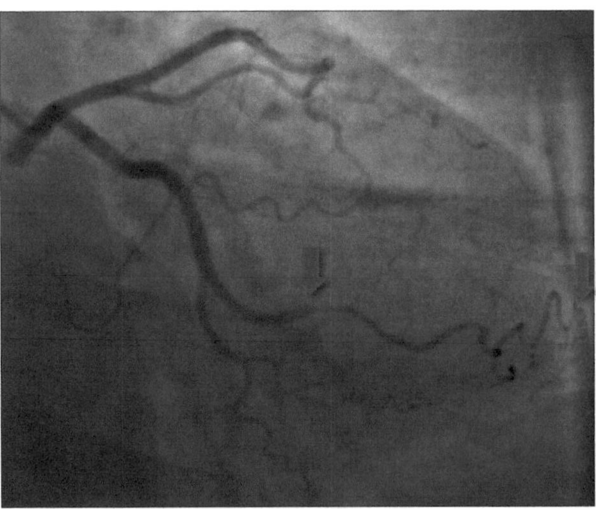

Figura 13: Mulher de 50 anos, fumadora, hipertensa, NSTEMI com ECG normal. **Dissecção tipo 2 do Mg distal**.

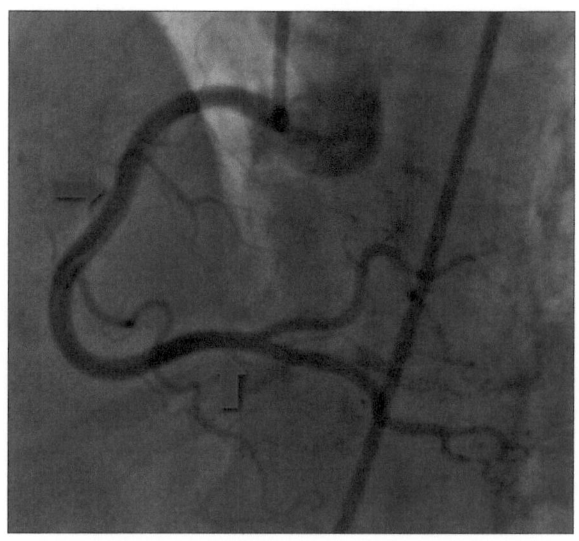

Figura 14: Mulher de 60 anos, hipertensa dislipidémica diabética, NSTEMI com ECG normal. **Dissecção tipo 1 de CD II-III.**

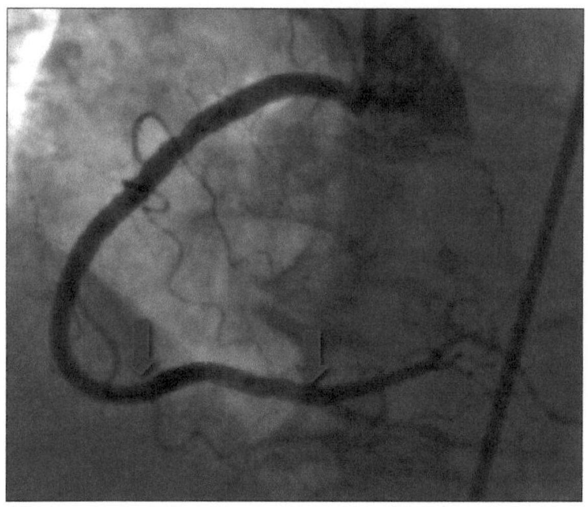

Figura 15: Mulher de 67 anos, IM inferobasal. **Dissecção tipo 1 do CD III.**

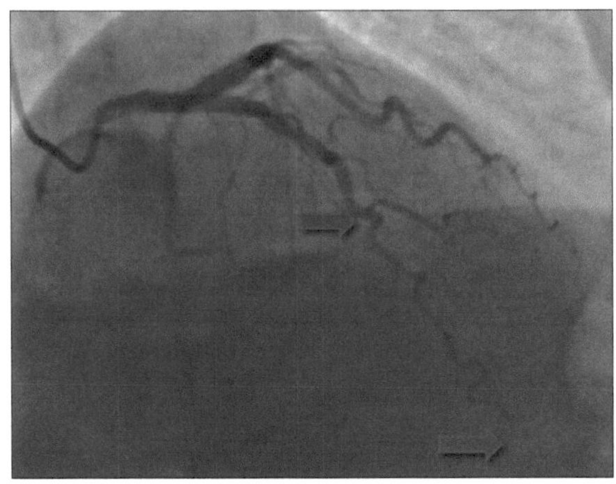

Figura 16: Mulher de 72 anos, NSTEMI com ECG normal. **Dissecção tipo 2 de IVA III.**

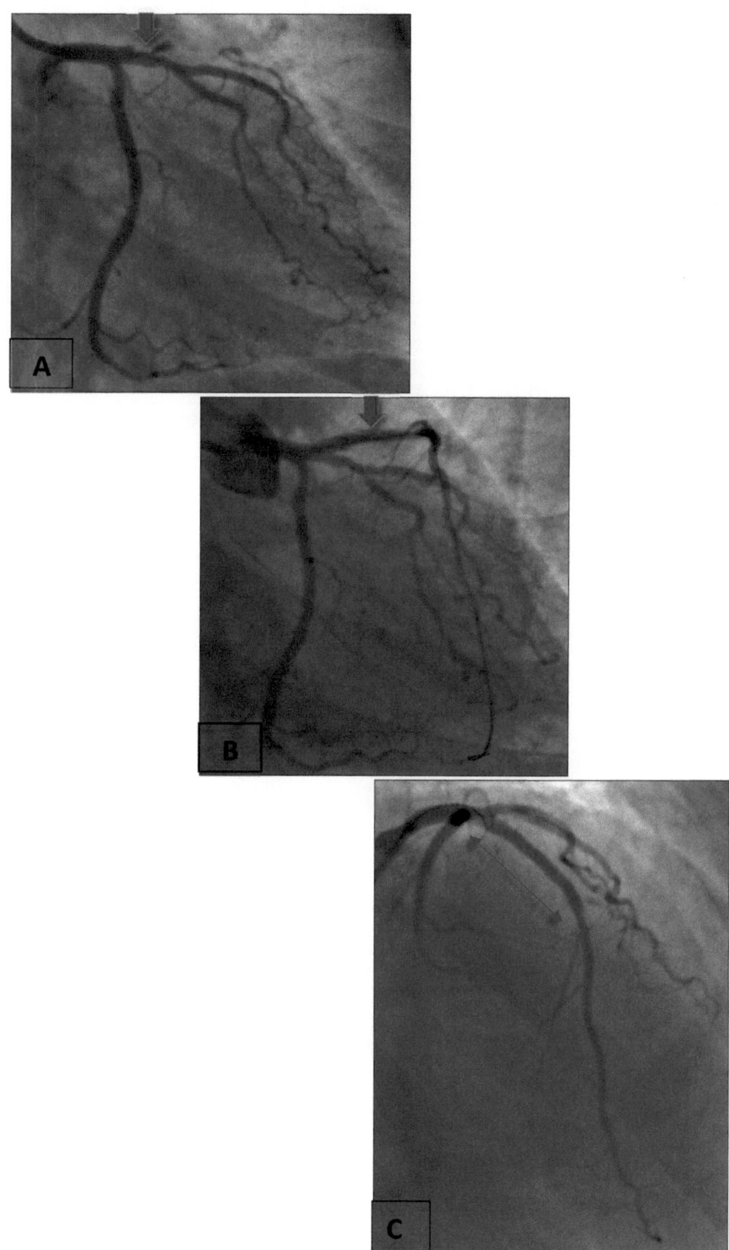

Figura 17: Mulher de 59 anos, enfarte prévio. **Dissecção tipo 4 de IVA I** (A). Flap intimal após tromboaspiração (B). Resultado final após angioplastia com stent longo ativo (C).

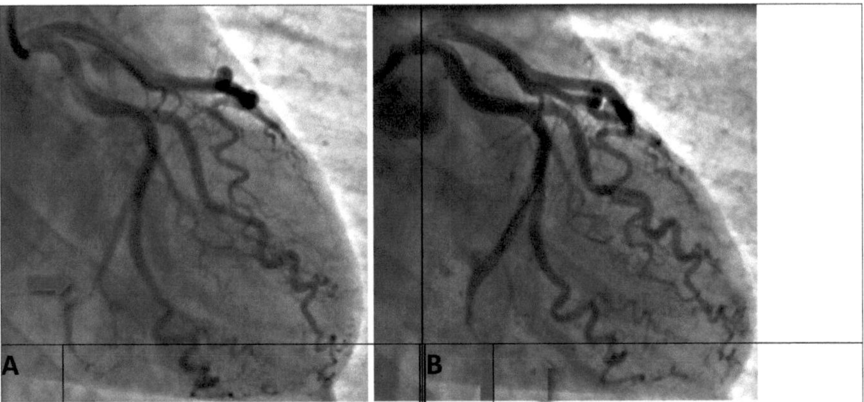

Figura 18: Mulher de 57 anos, fumadora, enfarte apicolateral. **Dissecção tipo 1 da Cx distal** (A). Resultado final após angioplastia com stent com migração do hematoma distalmente e oclusão da artéria (B).

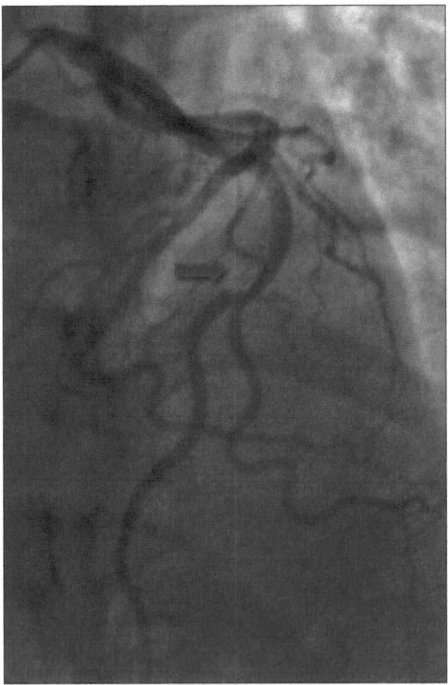

Figura 19: Mulher de 37 anos, hipertensa, enfarte prévio. **Dissecção tipo 1 de IVA III.**

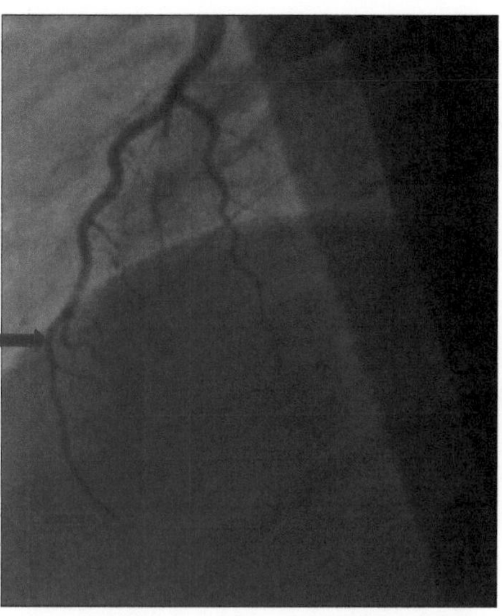

Figura 20: Homem de 35 anos, NSTEMI com ECG normal. **Dissecção tipo 2 de IVA III** confirmada em RM (contraste isquémico transmural da parede anterior).

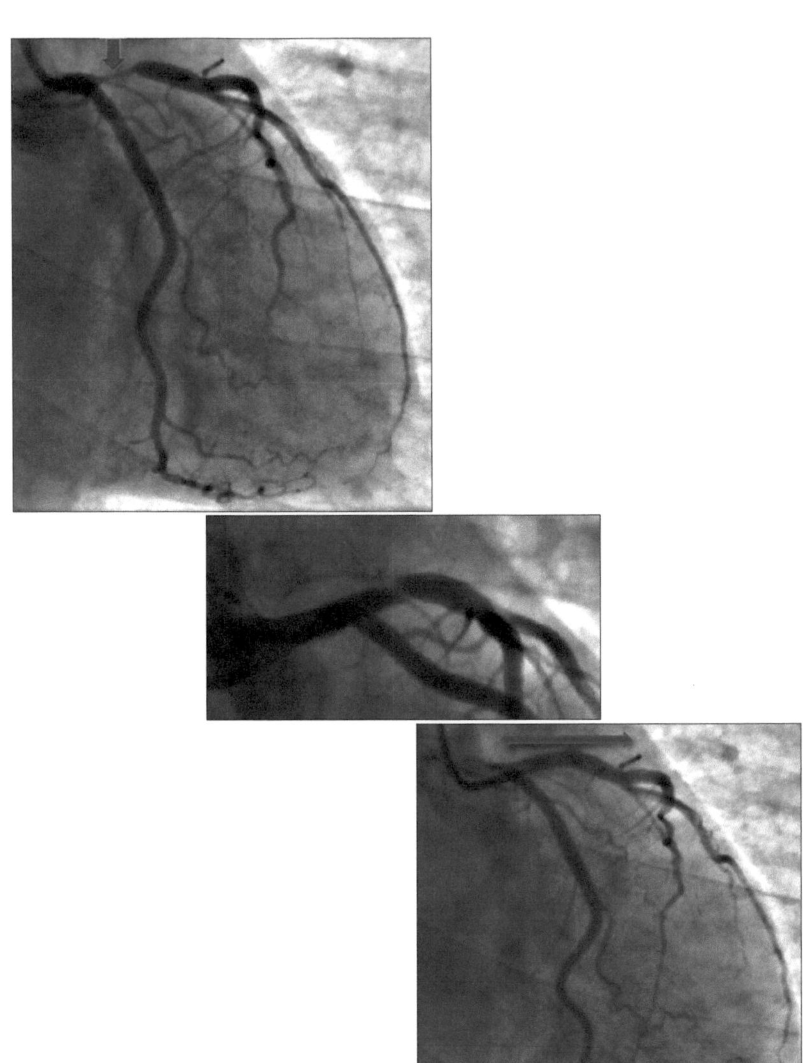

Figura 21: Homem de 63 anos, fumador, NSTEMI de muito alto risco. **Dissecção tipo 3 de IVA I** (A). Extensão da dissecção após angioplastia com stent ativo (B). Resultado final após cobertura da dissecção com um segundo stent ativo (C).

<u>O envolvimento coronário distal foi assim predominante na nossa série (10 doentes, 77%)</u>.

IV - GESTÃO TERAPÊUTICA :

Dada a apresentação instável, todos os doentes foram inicialmente colocados em dupla antiagregação plaquetária (Aspirina e Clopidogrel) com anticoagulação curativa.

IV - 1 - Revascularização do miocárdio :

Dos três doentes com enfarte progressivo, dois foram submetidos a trombólise com insucesso (100%).

Na nossa série, apenas três doentes (23%) foram submetidos a intervenção coronária percutânea (ICP). O sucesso da ICP foi alcançado em dois pacientes (67%).

O tratamento conservador foi, portanto, a regra para a maioria dos doentes (N=10, 77%) devido à localização anatómica distal ou a lesões muito extensas (Tabela III).

Nenhum paciente foi submetido a cirurgia de revascularização do miocárdio (CRM) após a dissecção.

Quadro III: Modalidades de tratamento

	Apresentação clínica	**Tratamento**	**Recibo**	**Resultado se ICP**
Doente 1	Evolução da IDM	*Trombólise* - Tratamento curador	Assento distal (CD), TIMI 3	-
Doente 2	Evolução da IDM	Curador	Lesão extensa (Mg), TIMI 3	-
Doente 3	Evolução da IDM	*Trombólise* - ICP	Angina refratário, TIMI 1	Falha (Migração do hematoma)
Doente 4	IDM visto tardio	Curador	Localização distal (IVA), TIMI 3	-
Doente 5	MI visto tarde	ICP	Angina residual, IVA I, TIMI 0	Sucesso
Doente 6	NSTEMI muito risco elevado	ICP	IVA I, TIMI 2	Sucesso

Doente 7	NSTEMI	Curador	Localização distal (IVA), TIMI 3	-
Doente 8	NSTEMI	Curador	Localização distal (IVA), TIMI 3	-
Doente 9	NSTEMI	Curador	Localização distal (IVA), TIMI 3	-
Doente 10	NSTEMI	Curador	Localização distal (IVA), TIMI 3	-
Doente 11	NSTEMI	Curador	Localização distal (Mg), TIMI 3	-
Doente 12	NSTEMI	Curador	Comprimento de Lesão CD, TIMI 3	-
Doente 13	NSTEMI	Curador	Comprimento da lesão-Mg, TIMI 3	

ACD: artéria coronária direita; ICP: intervenção coronária percutânea; IM: enfarte do miocárdio; AVI: interventricular anterior; Mg: marginal; NSTEMI: enfarte do miocárdio sem elevação do segmento ST.

IV - 2 - Tratamento médico aquando da alta :

Os beta-bloqueadores, a aspirina e o clopidogrel foram prescritos à maioria dos doentes (12, 11 e 10, respetivamente) (Quadro IV).

Em oito doentes foi também prescrito tratamento anti-hipertensivo com inibidores da enzima de conversão (IEC) ou antagonistas dos receptores da angiotensina II (BRA).

O acenocumarol foi iniciado no doente com um trombo apical.

Quadro IV: Tratamento médico aquando da alta

Tratamento	Número de doentes (%)
Aspirina	11 (85%)
Clopidogrel	10 (77%)
Beta-bloqueador	12 (92%)
CEI/ARA II	8 (61%)
Estatina	9 (69%)
Inibidor de cálcio	3 (23%)
Diurético	1 (8%)
Anti-aldosterona	0 (0%)
Derivado nitro	3 (23%)
Acenocumarol	1 (8%)

Inibidor da ECA: inibidor da ECA; ARB II: antagonista dos receptores da angiotensina II.

IV - ACOMPANHAMENTO INTRA-HOSPITALAR E A LONGO PRAZO :

IV - 1 - Monitorização intra-hospitalar

A mediana do tempo de permanência no hospital foi de 5 dias, com extremos que variaram de 4 a 17 dias.

Não foi registado nenhum MACCE durante o internamento.

De referir que um doente apresentou hematemeses após trombólise com desglutinação, necessitando de transfusão e tratamento endoscópico (colocação de dois clips numa úlcera esofágica que se aprofundou) com boa evolução posterior. O doente teve alta medicado com clopidogrel em substituição da aspirina com proteção gástrica.

IV - 2 - Acompanhamento a longo prazo

Todos os doentes foram seguidos prospectivamente e nenhum foi perdido no seguimento.

A mediana do seguimento foi de 18 meses, com extremos que variaram de 0,6 a 25,3 meses.

Não foi registado nenhum MACCE durante o acompanhamento.

Nenhum doente foi readmitido no hospital ou efectuou um controlo angiográfico. A mortalidade e a taxa de MACCE no final deste seguimento na nossa série foi de 0%.

Discussão

I - HISTOPATOLOGIA DA DISSECÇÃO ESPONTÂNEA DA ARTÉRIA CORONÁRIA

O CASD resulta do desenvolvimento de um hematoma na túnica média que leva à separação da íntima ou do complexo íntima-média do vaso subjacente, resultando na compressão do lúmen verdadeiro (11-13).

A principal causa da formação do falso lúmen não está bem elucidada, tendo sido propostas duas hipóteses para explicar o processo fisiopatológico: o modelo "Inside-out", em que o evento causal é o desenvolvimento de uma laceração endotelial e intimal, permitindo que o sangue atravesse o limite elástico interno e se acumule na média, e o modelo "Inside-out", em que o evento causal é o desenvolvimento de uma laceração endotelial e intimal, permitindo que o sangue atravesse o limite elástico interno e se acumule na média.

"outside-in" (Figura 22), em que o evento causal é a rutura dos vasa vasorum, levando a hemorragia diretamente para os meios de comunicação (14,15).

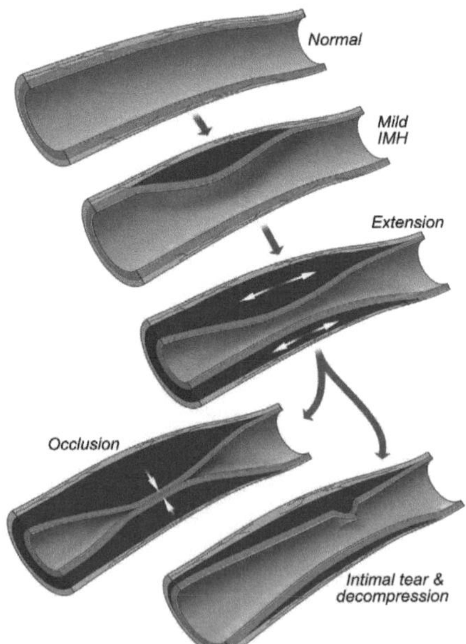

Figura 22: O mecanismo de dissecção "outside-in", segundo Hayes et al (8).

Em ambos os casos, o sangue espalha-se axialmente à medida que o canal falso se expande, levando à compressão do canal verdadeiro.

Ainda não sabemos se existe um único mecanismo nos CASDs ou se ambos os mecanismos são possíveis.

Três fenómenos favorecem o mecanismo "outside-in":

1) A maioria dos casos de DSAC não mostra qualquer comunicação entre os canais verdadeiro e falso (14,16,17).

2) Angiogramas seriados realizados logo após o CASD indicam que o hematoma intramural precede o desenvolvimento da dissecção intimal (14).

3) Estudos de imagem recentes com tomografia de coerência ótica (OCT) mostram que o falso lúmen está pressurizado e que as fenestrações observadas podem resultar da rutura do falso lúmen para o lúmen verdadeiro e não vice-versa (17).

Embora a maioria dos DSACs se deva provavelmente a um mecanismo "outside-in", o fenótipo de uma determinada dissecção pode resultar de várias sequências fisiopatológicas.

II - EPIDEMIOLOGIA DA DISSECÇÃO ESPONTÂNEA DA ARTÉRIA CORONÁRIA

II - 1 - Impacto

A verdadeira incidência de CASD permanece desconhecida porque a doença é sub-diagnosticada (18).

O CASD foi historicamente considerado um achado angiográfico muito raro, mas séries contemporâneas relatam uma incidência de CASD de 0,07 a 0,2% de todas as angiografias coronárias e 2 a 4% das angiografias coronárias realizadas para SCA (19-21).

Estas incidências são semelhantes às observadas na nossa série, com 0,9% e 2,6% de todas as angiografias coronárias e das realizadas no contexto de SCA, respetivamente.

II - 2 - Caraterísticas demográficas

II - 2 - 1 - Idade

Anteriormente considerada sobretudo uma doença de adultos jovens, a DACS está atualmente descrita em doentes com idades compreendidas entre os 18 e os 84 anos (22,23), com a idade média em grandes séries contemporâneas a variar entre os 44 e os 53 anos (24-28).

Na nossa série, a idade média era de 56 anos.

II - 2 - 2 - Género

A grande maioria dos doentes com DSAC (90%) é do sexo feminino (16,19,24,29).

A predileção da DACS por doentes do sexo feminino e a associação com a gravidez sugerem um papel fisiopatológico das hormonas sexuais femininas.

Os doentes do sexo masculino parecem diferir das mulheres, sendo ligeiramente mais jovens e com um início favorecido pelo exercício físico intenso e não pelo stress emocional (30).

Na nossa série, e em consonância com os dados demográficos das séries internacionais, verificou-se um predomínio acentuado do sexo feminino, sendo que 85% dos casos de DSAC são do sexo feminino.

II - 2 - 3 - Factores de risco cardiovascular :

A aterosclerose é rara no CASD típico.

Os doentes com DAC têm menos factores de risco cardiovascular tradicionais da doença cardíaca isquémica do que os doentes com doença coronária aterosclerótica (22), e alguns doentes não têm qualquer FRCV.

No entanto, muitos doentes têm determinados factores de risco para doença cardíaca isquémica, incluindo hipertensão, tabagismo e dislipidemia (Quadro V), embora não haja provas de que estes contribuam diretamente para o risco de DAC.

É de salientar que a diabetes parece ser rara nos doentes com SCAD. Por último, tal como na população em geral, os FRCV tendem a ser mais frequentes nos doentes mais idosos com SCAD.

Na nossa série, apenas dois doentes (15%) tinham mais do que um FRCV.

A comparação das caraterísticas demográficas da nossa população com as de séries contemporâneas (23-27,31,32) e com o estudo nacional de Saadi (33) está resumida na Tabela V.

Quadro V: Caraterísticas demográficas das diferentes séries contemporâneas

	N doentes	Idade	Mulheres(%)	HTA(%)	Colesterol (%)	Fumadores (%)	Diabetes (%)
Clínica Mayo (2014) (24)	189	44 ± 9	92	31	22	15	2
Saw et al (2014) (23)	168	52 ± 9	92	39	24	13	5
Lettieri et al (2015) (25)	134	52 ± 11	81	51	33	34	2
Faden et al (2016) (26)	79	33 ± 5	100	17	18	17	11
Rogowski et al (2017) (27)	64	53 ± 11	94	45	52	28	0
Nakashima et al (2016) (31)	63	46 ± 10	94	33	23	32	0
Motreff et al (2017) (32)	55	50	100	27	11	22	4
Saadi (2018) (33)	43	45 ± 10	60	14	2	30	9
A nossa série (2020)	**13**	**56 ± 11**	**85**	**38**	**8**	**23**	**8**

II - 3 - Condições associadas

A fisiopatologia da DACS permanece desconhecida. É provável que uma combinação de factores predisponentes aumente a suscetibilidade, de modo a que um pequeno evento desencadeante seja suficiente para precipitar a dissecção.

Predisposições :

Displasia fibromuscular

Tortuosidades coronárias (9) **e aneurismas coronários Gravidez (anteparto, pós-parto, gravidezes múltiplas) Doenças do tecido conjuntivo**

Síndrome de Marfan Síndrome de Loeys-Dietz

Síndrome de Ehler Danlos tipo IV Neurofibromatose tipo I

Necrose quística medial Deficiência de lisil oxidase Deficiência de alfa-1 antitripsina Síndrome de Alport Doença renal policística Pseudoxantoma elástico

Terapia / Desequilíbrio hormonal

Menstruação (34) Pós-aborto Contraceção oral

Terapia de substituição hormonal Clomifeno

≥ -HCG

Testosterona

Síndrome dos ovários poliquísticos

Doença sistémica

Lúpus eritematoso sistémico

Doença inflamatória intestinal Poliarterite nodosa

Sarcoidose

Síndrome de Churg-Strauss Síndrome de Wegener Artrite reumatoide (23) Síndrome de Takayasu (35) Hipotiroidismo (36)

Doença celíaca (37) Doença de Vaquez (38) Doença de Behçet (39) Crioglobulinemia

---

Factores precipitantes:

Espasmo coronário (40,41)

Exercício intenso (isométrico, aeróbico)

Stress emocional (23,30,31)

Drogas recreativas Cocaína Anfetaminas

Privação do sono (42)

Actividades do tipo Valsalva (atividade sexual (43), vómitos (44), tosse (45), etc.) **Medicamentos**: Inibidores da calcineurina (ciclosporina, tacrolimus, vaclosporina), 5-FU (46), fenfluramina, corticosteróides (47), metilfenidato, ergotamina, sumatriptano, reacções de hepersensibilidade (48), dobutamina (49).

II - 3 - 1- Gravidez

Os casos de gravidez e periparto representam uma minoria dos DSACs (cerca de 10% na maioria das séries contemporâneas).

Por conseguinte, a DACS já não deve ser considerada essencialmente como uma doença do periparto.

No entanto, pensa-se que 21-27% dos enfartes do miocárdio durante a gravidez e 50% dos eventos coronários pós-parto se devem à DACS.

A natureza exacta desta associação continua por esclarecer, mas pode estar ligada a influências hormonais no tecido conjuntivo vascular e/ou na microvascularização vascular.

Na nossa série, não se registaram casos de DACS associados à gravidez.

II - 3 - 2- Displasia fibromuscular

A DACS tem sido associada a várias arteriopatias predisponentes. A mais comum é a displasia fibromuscular (FMD).

A FMD é uma doença não aterosclerótica e não inflamatória das paredes arteriais, que também ocorre principalmente em mulheres de meia-idade com poucos factores de risco.

Pode provocar estenoses, dissecções e aneurismas de artérias de tamanho médio, incluindo, entre outras, as artérias renais, cervicocefálicas e viscerais.

Apesar de a FMD ser a anomalia vascular extracoronária mais comum em doentes com DAC, os doentes sem evidência imagiológica de FMD foram reportados como tendo outras anomalias arteriais, incluindo dissecções coronárias ou extracoronárias, aneurismas ou tortuosidade (78%).

Alguns destes doentes podem ter uma DMF típica que não foi identificada devido a técnicas de imagiologia incompletas ou insuficientemente sensíveis.

Também não foi descrita nenhuma intervenção terapêutica pelos autores que diagnosticaram a FMD extra-coronária assintomática.

Na nossa série, não foram registados casos de febre aftosa.

II - 3 - 3- Doenças inflamatórias sistémicas

A CASD tem sido associada a doenças inflamatórias sistémicas.

Embora a prevalência desta associação tenha sido de 8,9% na série de Saw et al (23), estes dados não foram amplamente corroborados noutras séries (16). Uma ligação clara entre a inflamação sistémica e a DACS continua por esclarecer.

Na nossa série, duas mulheres apresentavam hipotiroidismo em terapia de substituição, uma associação relatada por Ionescu et al (36) em 2009.

III - APRESENTAÇÕES CLÍNICAS

Há provas claras de que a SCAD continua a ser subdiagnosticada (18). Alguns pacientes não prestam atenção aos seus sintomas e nunca vão à emergência, enquanto outros podem apresentar morte súbita imediatamente.

No entanto, para aqueles que consultam, é comum um diagnóstico de DSAC falhado ou atrasado (6,50).

Alguns doentes não são encaminhados para angiografia coronária, principalmente porque a maioria dos serviços médicos e de cardiologia se concentra na identificação de doentes com elevado risco isquémico, enquanto os doentes com DACS se enquadram geralmente no grupo de risco mais baixo, com base nas pontuações de risco tradicionais para doença cardíaca isquémica. Uma elevada suspeita de DACS em doentes típicos, associada ao conhecimento das variantes angiográficas da DACS, é essencial para minimizar os diagnósticos falhados ou atrasados.

Os doentes com CASD apresentam geralmente SCA associada a biomarcadores de necrose miocárdica positivos.

A proporção de casos que apresentam STEMI (26 a 55%) em comparação com NSTEMI varia de acordo com as séries, provavelmente reflectindo diferenças na seleção para estes registos.

Na nossa série, cinco pacientes (39%) apresentaram IAMCSST. Destes, dois (40%) foram atendidos tardiamente.

IV - DIAGNÓSTICO ANGIOGRÁFICO

Os diagnósticos diferenciais de CASD incluem SCA aterosclerótica, espasmo coronário, cardiomiopatia de Takotsubo, enfarte embólico e enfarte do miocárdio com não-obstrução das artérias coronárias (MINOCA).

Atualmente não existe nenhum biomarcador sanguíneo para o diagnóstico de DAC. A angiografia coronária é a principal ferramenta de diagnóstico na prática clínica.

A injeção intracoronária de nitratos é obrigatória quando a pressão invasiva o permite, para assegurar uma vasodilatação completa e excluir a possibilidade de espasmo coronário associado.

Com a experiência, a maioria dos casos de DACS pode ser diagnosticada apenas com a angiografia, ficando a imagiologia endocoronária reservada para os casos de incerteza diagnóstica (6).

No entanto, é importante referir que os aspectos de flap intimal, duplo lúmen e estagnação parietal do meio de contraste, imagens clássicas observadas nas dissecções iatrogénicas (51) e familiares à maioria dos cardiologistas de intervenção, apenas estão presentes numa minoria dos angiogramas de DSACs.

De acordo com a classificação de Saw et al (3), o tipo 2 é o mais frequente, seguido do tipo 1 (23,27,31). Os tipos 3 e 4 são os menos frequentes.

Outras caraterísticas angiográficas descritas em associação com CASD :

- Aumento da tortuosidade coronária (9)
- Predileção por segmentos coronários mais distais (em contraste com a aterosclerose) (23,25,27)
- envolvimento predominante do IVA e dos seus ramos (23,25,31,32)
- Um falso lúmen que começa e/ou termina num ramo colateral (32)
- Ausência ou incidência reduzida de aterosclerose coexistente, com as coronárias não afectadas geralmente normais ou quase normais (32)
- O DFM
- A associação dos locais de dissecção com tractos intramiocárdicos (52)

Na nossa série, e de acordo com os dados da literatura, constatamos que :

- *Predominância do tipo 2 (46%), com os tipos 1 e 2 a representarem 84% dos casos de DACS diagnosticados*
- *Tortuosidades coronárias presentes em 38% dos casos*
- *Envolvimento arterial distal em 77% dos casos*
- *A maior parte dos danos foi registada no VIA (54%)*

A imagiologia endocoronária não foi utilizada na nossa série devido à falta de disponibilidade no nosso laboratório de cateterismo.

A RM cardíaca foi útil em duas ocasiões para estabelecer o diagnóstico de lesão isquémica aguda (caracterizada pela captação transmural de

gadolínio) na presença de uma aparência coronária normal e uma forte suspeita de DSAC.

As vantagens da imagem endocoronária no diagnóstico da doença coronária:

- Diagnóstico final da DSAC
- Confirma a posição da guia coronária no canal verdadeiro em caso de ICP
- Facilita o dimensionamento do stent
- Confirma a colocação correta do stent
- Confirma a cobertura completa do segmento dissecado
- Facilita o diagnóstico de uma provável doença arterial associada

As desvantagens da imagiologia endocoronária no CASD :

- Método invasivo, que requer anticoagulação
- Disponibilidade limitada
- Risco de extensão da dissecção por :
- cateter-guia ou guia coronário
- o cateter de imagiologia
- extensão hidráulica com OCT
- Risco de oclusão vascular (por cateter, embolização)

Em geral, embora o diagnóstico na angiografia coronária permaneça incerto, as recomendações dos EUA de 2018 (5) **sugerem:**

- **Utilização de OCT ou IVUS se exequível e sem risco**
- **Coroscan (especialmente se a lesão for proximal)**
- **A pesquisa de anomalias vasculares extracoronárias (VCE)**
- **Repetir a angiografia coronária após 6 a 8 semanas.**

IV - TRATAMENTO :

IV - 1 - Trombólise :

Embora tenham sido descritos casos históricos individuais de DSAC aparentemente com sucesso na trombólise, foram relatadas extensões de dissecção e mesmo rupturas coronárias que levaram a tamponamento após tratamento lítico.

Por conseguinte, a trombólise está contra-indicada para o tratamento agudo da DACS.

Na nossa série, dois STEMIs foram trombolizados sem sucesso.

IV - 2 - Tratamento conservador, ICP ou CABG?

IV - 2 - 1 - Tratamento conservador

Há fortes indícios de que a maioria dos DSAC estabiliza inicialmente e depois cicatriza completamente ao longo do tempo se for gerida de forma conservadora (16,23,24,27,31).

A revascularização em pacientes com DAC é muito difícil devido à presença de uma parede de vaso coronário subjacente rompida e friável. Isto explica os resultados mais fracos da ICP na SCAD em comparação com a estenose aterosclerótica (24,25,27,31).

Por esta razão, uma estratégia conservadora deve ser favorecida sempre que a revascularização não seja obrigatória (i.e. em doentes hemodinamicamente estáveis, sem isquémia progressiva e com fluxo normal na artéria culpada) (6,18).

Na nossa série, o tratamento conservador foi utilizado na maioria dos casos (77%).

IV - 2 - 2 - Intervenção coronária percutânea

Estudos publicados mostram um risco aumentado de complicações de ICP durante o DSAC.

Na série canadiana de Saw et al (23), o sucesso do procedimento foi alcançado em apenas 64% dos doentes.

Na grande série da Mayo Clinic (Tweet et al.) (24), o sucesso do procedimento foi alcançado em apenas 57% dos casos.

Para além disso, a revascularização não foi associada a uma redução do risco a longo prazo de revascularização repetida ou de DSAC recorrente.

Em caso de isquémia ou enfarte progressivo que exija intervenção, os cardiologistas de intervenção têm de estar cientes dos riscos adicionais específicos associados às intervenções nos DSAC. Estes incluem:

- Aumento do risco de dissecção iatrogénica secundária
- Passagem da guia coronária através do falso canal
- Propagação proximal ou distal do HI durante a implantação do stent
- Dissecção distal persistente
- Oclusão dos ramos colaterais principais por propagação do hematoma

Dado o risco acrescido de insucesso da angioplastia na DACS, têm sido relatadas várias abordagens de intervenção menos convencionais.

Estes incluem :

- Angioplastia mínima com balão para restaurar o fluxo seguida de uma estratégia conservadora (53)
- Comprimentos de stent alargados para reduzir o risco de propagação do hematoma
- Cobrir as extremidades proximal e distal dos segmentos afectados com stents curtos para limitar o hematoma antes de colocar o stent no segmento intermédio (54,55).
- Direcionar a laceração intimal com um stent focal (31,56)
- Balão de corte para fenestrar a membrana íntima-média e descomprimir o falso lúmen como estratégia autónoma, possivelmente seguida de colocação de stent (57-60).

Na nossa série, foram realizadas três ICP no contexto de DSAC, com uma taxa de sucesso de 67%, comparável à relatada na literatura.

Registou-se um insucesso devido a oclusão arterial causada pela migração distal do hematoma e uma complicação da ICP, nomeadamente uma dissecção distal persistente gerida com sucesso por um segundo stent.

IV - 2 - 3 - Cirurgia de bypass aorto-coronário

A cirurgia de revascularização do miocárdio na DSAC é geralmente utilizada como estratégia de resgate após uma angioplastia falhada com isquémia progressiva ou porque se considera que o local e a extensão da dissecção (geralmente envolvendo o TCG ou a presença de múltiplas dissecções) representam um risco proibitivo com tratamento conservador ou ICP.

O sucesso da cirurgia de revascularização do miocárdio pode ser difícil quando a dissecção se estende para além do local da anastomose do enxerto, devendo-se ter muito cuidado para realizar a anastomose no lúmen verdadeiro.

A literatura sobre PAC em CASD é limitada a pequenas séries de casos (5 a 23 casos).

Foram registadas elevadas taxas de insucesso dos enxertos, possivelmente devido à cicatrização da rede nativa que conduz a um fluxo competitivo e à trombose secundária do enxerto (24).

Na nossa série, não se registaram casos de PAC durante um DSAC.

IV - 3 - Tratamento médico

Até à data, não existem ensaios controlados e aleatorizados que comparem diferentes estratégias de tratamento farmacológico para a DACS.

Por conseguinte, a prática atual baseia-se em observações de casos e registos e na extrapolação (sempre que possível) de orientações para o tratamento de SCA não associadas a um CASD.

IV - 3 - 1 - Tratamento anticoagulante

A anticoagulação deve ser limitada à administração aguda durante procedimentos de revascularização, enquanto o uso crónico deve ser restringido a situações em que exista uma indicação clínica inequívoca (como trombo ventricular esquerdo ou eventos tromboembólicos) (6).

Na nossa série, apenas um doente foi mantido em tratamento anticoagulante devido à presença de um trombo apical no ETT.

IV - 3 - 2 - Tratamentos antitrombóticos

A utilização de agentes antiplaquetários e a duração do tratamento continuam a ser uma área de controvérsia, com práticas divergentes na SCAD. Isto decorre de um aparente conflito entre a evidência existente de eficácia em SCA não-CAD versus uma preocupação inerente (embora não comprovada) sobre a utilização destes fármacos que prolongam o tempo de hemorragia numa doença cuja fisiopatologia primária pode ser a hemorragia intramural (6).

Isto pode ser ainda mais complicado pela menorragia problemática, que pode ser um problema em sobreviventes de DAC em idade fértil a tomar agentes antiplaquetários (61).

Os doentes submetidos a stent devem receber terapêutica antiplaquetária dupla durante 12 meses e monoterapia prolongada ou vitalícia (geralmente com aspirina), de acordo com as recomendações da SCA. Em doentes tratados conservadoramente, há evidência de estudos de OCT de estenose significativa por vezes associada a trombo nos DSACs (2).

Este facto justifica a terapêutica antiplaquetária na fase aguda e a maioria dos autores recomenda a terapêutica antiplaquetária dupla na fase aguda (geralmente com aspirina e clopidogrel em vez dos novos inibidores P2Y12 e evitando antiagregantes intravenosos) (62-64).

A duração óptima da monoterapia subsequente permanece desconhecida, com alguns autores a defenderem a terapêutica com aspirina a longo prazo (62,63) e outros a questionarem esta abordagem (64).

IV - 3 - 3 - Inibidores da ECA, ARB II, beta-bloqueadores, anti-aldosterona e derivados de nitratos

O tratamento médico de doentes com função ventricular esquerda significativamente comprometida deve seguir as orientações para a insuficiência cardíaca e ter como objetivo a titulação das doses de inibidores da ECA ou BRA II e beta-bloqueadores, com um antagonista dos receptores mineralocorticóides adicionado em segundo lugar, embora a hipotensão limite frequentemente os aumentos de dose nesta população jovem.

O tratamento dos sobreviventes de DACS sem disfunção ventricular esquerda é mais controverso. O tratamento com beta-bloqueadores parece reduzir o risco de recorrência (63).

Os vasodilatadores (por exemplo, nitratos ou bloqueadores dos canais de cálcio) estão reservados para o tratamento empírico da dor torácica durante a fase aguda e após o evento índice.

IV - 3 - 4 - Estatinas

A justificação para a prescrição de estatinas para uma doença cuja fisiopatologia não tem associação conhecida com o colesterol não foi estabelecida.

Em geral, as estatinas são reservadas aos doentes com uma indicação convencional para este tratamento.

V - PROGNÓSTICO DAS DISSECÇÕES ESPONTÂNEAS DAS ARTÉRIAS CORONÁRIAS :

Nos doentes que sobrevivem ao DSAC, a mortalidade a longo prazo é baixa. Na série americana da Mayo Clinic (22), a sobrevivência a 10 anos estimada pela curva de Kaplan Meier foi de 92%.

Uma comparação da mortalidade intra-hospitalar e a longo prazo entre as diferentes séries está resumida na Tabela VI.

Tabela VI: Mortalidade intra-hospitalar e a longo prazo nas diferentes séries

Mortalidade hospitalar (%)		**Mediana de seguimento (meses)**	**Mortalidade no termo de acompanhamento (%)**
Tweet et al (24)	0,5	27	1,6
Lettieri et al (25)	2,2	22	3,1
Rogowski et al (27)	2	54	0
Nakashima et al (31)	0	34	1,6
Saw et al (63)	0	37	1,2
Saadi (33)	6,9	36	5
A nossa série	0	18	0

VI - LIMITAÇÕES DO ESTUDO

- A pequena dimensão do estudo
- Monocentrismo
- A ausência de um grupo de comparação com SCA relacionada com a aterosclerose
- Falta de acompanhamento a longo prazo dos doentes para detetar MACCE.
- Falta de disponibilidade de técnicas de imagiologia endocoronária
- A ausência de rastreio DFM
- Falta de controlo angiográfico para confirmar a cicatrização anatómica

CONCLUSÕES

A DAC é uma das principais causas de SCA em pessoas jovens e de meia-idade, particularmente em mulheres sem os factores de risco cardiovascular tradicionais.

É frequentemente subdiagnosticada ou incorretamente diagnosticada e pode potencialmente conduzir a uma morbilidade e mortalidade significativas.

A suspeita cuidadosa por parte do DSAC é necessária para o diagnóstico e tratamento.

Apesar do reconhecimento crescente desta doença, tanto pela comunidade médica como pelos doentes, existem ainda grandes lacunas no conhecimento que têm de ser colmatadas para se obterem os melhores resultados.

Deve reconhecer-se que a maioria dos dados disponíveis são retrospectivos e observacionais e que os poucos estudos prospectivos são todos recentes.

O nosso trabalho foi um estudo prospetivo monocêntrico realizado no serviço de cardiologia do Hospital Mongi Slim La Marsa durante um período de dois anos, de agosto de 2018 a agosto de 2020, incluindo 13 doentes com DSAC.

A incidência de DAC no nosso estudo foi de 0,9% de todas as angiografias coronárias e 2,6% das angiografias coronárias efectuadas por SCA.

A idade média foi de 56 ± 11 anos, com um rácio de 0,2 entre os sexos. A maioria dos doentes (46%) não tinha FRCV.

Na nossa série, nenhum caso de DACS esteve relacionado com a gravidez. É de salientar que dois doentes apresentavam hipotiroidismo em tratamento.

A apresentação clínica predominante foi o NSTEMI em 61% dos casos (8 doentes). Destes, apenas um era de muito alto risco.

Cinco pacientes (39%) tiveram STEMI, três foram progressivos e dois foram vistos no dia 2.

Angiograficamente, houve predomínio do tipo 2 (46%), sendo que os tipos 1 e 2 representaram 84% dos DSACs diagnosticados, com a maioria dos casos envolvendo a IVA (54%) e artérias distais em 77% dos casos. As tortuosidades coronárias estiveram associadas em 38% dos casos.

Em termos de tratamento, dos três doentes com enfarte progressivo, dois foram submetidos a trombólise com insucesso (100%).

Apenas três pacientes (23%) foram submetidos a ICP. A ICP foi bem-sucedida em dois pacientes (67%).

O tratamento conservador foi, por conseguinte, a regra para a maioria dos doentes (10, 77%).

Nenhum doente foi submetido a cirurgia de revascularização miocárdica após dissecção.

A mortalidade intra-hospitalar e a mortalidade após um seguimento médio de 18 meses foi de 0%. De igual modo, não se registou qualquer MACCE durante o mesmo período de seguimento.

Estes resultados estão em perfeita concordância com os dados da literatura atual, nomeadamente no que se refere à incidência da SCAD, a um claro predomínio do sexo feminino e a uma idade de início em torno dos cinquenta anos. Também, angiograficamente, há um envolvimento preferencial distal da AVI.

A trombólise é ineficaz neste contexto e é menos provável que a ICP seja bem sucedida.

O tratamento conservador, ainda em debate, continua a ser o tratamento de primeira linha para estas formas específicas de enfarte do miocárdio.

REFERÊNCIAS

1. Pretty HC. Aneurisma dissecante da artéria coronária numa mulher de 42 anos: rutura. BMJ. 1931;(1):667.

2. Alfonso F, Paulo M, Gonzalo N, Dutary J, Jimenez-Quevedo P, Lennie V, et al. Diagnóstico de dissecção espontânea da artéria coronária por tomografia de coerência ótica. Journal of the American College of Cardiology. março de 2012;59(12):1073-9.

3. Saw J. Coronary angiogram classification of spontaneous coronary artery dissection: Classificação da dissecção espontânea da artéria coronária pelo angiograma coronário. Cathet Cardiovasc Intervent. 1 dez 2014;84(7):1115-22.

4. Adlam D, Alfonso F, Maas A, Vrints C, Comité de Redação, al-Hussaini A, et al. Sociedade Europeia de Cardiologia, associação de cuidados cardiovasculares agudos, grupo de estudo SCAD: um documento de posição sobre a dissecção espontânea da artéria coronária. Jornal Europeu do Coração. 21 Sep 2018;39(36):3353-68.

5. Hayes SN, Kim ESH, Saw J, Adlam D, Arslanian-Engoren C, Economy KE, et al. Spontaneous Coronary Artery Dissection: Current State of the Science: A Scientific Statement From the American Heart Association. Circulation [Internet]. 8 de maio de 2018;137(19).

6. Al-Hussaini A, Adlam D. Dissecção espontânea da artéria coronária. Heart. jul 2017;103(13):1043-51.

7. Huber MS, Mooney JF, Madison J, Mooney MR. Uso de uma classificação morfológica para prever o resultado clínico após dissecção de angioplastia coronária. The American Journal of Cardiology. agosto de 1991;68(5):467-71.

8. Hayes SN, Tweet MS, Adlam D, Kim ESH, Gulati R, Price JE, et al. Dissecção espontânea da artéria coronária. Jornal do Colégio Americano de Cardiologia. agosto de 2020;76(8):961-84.

9. Eleid MF, Guddeti RR, Tweet MS, Lerman A, Singh M, Best PJ, et al. Tortuosidade da artéria coronária na dissecção espontânea da artéria coronária: caraterísticas angiográficas e implicações clínicas. Circ Cardiovasc Interv. Oct 2014;7(5):656-62.

10. Cutlip DE, Windecker S, Mehran R, Boam A, Cohen DJ, van Es G-A, et al. Clinical end points in coronary stent trials: a case for standardized

definitions. Circulation. 1 de maio de 2007;115(17):2344-51.

11. R M, Eg B, Rf C. Periarterite Coronária Eosinofílica com Dissecção Arterial: A Hipótese dos Mastócitos. J Forensic Sci. 16 de março de 2015;60(4):1088-92.

12. Melez İ, Arslan M, Melez D, Akçay A, Büyük Y, Avşar A, et al. Dissecção espontânea da artéria coronária: relato de 3 casos e revisão da literatura Fatores hormonais, autoimunes e morfológicos. Am J Forensic Med Pathol. 1 Sep 2015; 36 (3): 188-92.

13. Desai S, Sheppard MN. Morte súbita cardíaca: observar atentamente as coronárias para detetar dissecção espontânea que pode passar despercebida. Um estudo de 9 casos. Am J Forensic Med Pathol. março de 2012;33(1):26-9.

14. Waterbury Thomas M., Tweet Marysia S., Hayes Sharonne N., Eleid Mackram F., Bell Malcolm R., Lerman Amir, et al. Early Natural History of Spontaneous Coronary Artery Dissection. Circulação: Intervenções Cardiovasculares. Sep 1, 2018;11(9):e006772.

15. Waterbury TM, Tarantini G, Vogel B, Mehran R, Gersh BJ, Gulati R. Causas não ateroscleróticas de síndromes coronárias agudas. Nature Reviews Cardiology. abril de 2020;17(4):229-41.

16. Alfonso F, Paulo M, Lennie V, Dutary J, Bernardo E, Jiménez-Quevedo P, et al. Dissecção Espontânea da Artéria Coronária: Long-Term Follow-Up of a Large Series of Patients Prospectively Managed With a "Conservative" Therapeutic Strategy. JACC: Cardiovascular Interventions. 1 Oct 2012;5(10):1062-70.

17. Jackson R, Al-Hussaini A, Joseph S, van Soest G, Wood A, Macaya F, et al. Dissecção espontânea da artéria coronária: percepções fisiopatológicas da tomografia de coerência ótica. JACC: Imagem Cardiovascular. 1 de dezembro de 2019;12(12):2475-88.

18. Tweet MS, Gulati R, Hayes SN. Dissecção espontânea da artéria coronária. Curr Cardiol Rep. 2016;18(7):60.

19. Vanzetto G, Berger-Coz E, Barone-Rochette G, Chavanon O, Bouvaist H, Hacini R, et al. Prevalência, gestão terapêutica e prognóstico a médio prazo da dissecção espontânea da artéria coronária: resultados de uma base de dados de 11.605 pacientes. Eur J Cardiothorac Surg. Feb 2009;35(2):250-4.

20. Nishiguchi T, Tanaka A, Ozaki Y, Taruya A, Fukuda S, Taguchi H, et al. Prevalência de dissecção espontânea da artéria coronária em pacientes com síndrome coronária aguda. European Heart Journal: Acute Cardiovascular Care. junho de 2016;5(3):263-70.

21. Mortensen KH, Thuesen L, Kristensen IB, Christiansen EH. Spontaneous coronary artery dissection: a Western Denmark Heart Registry study. Catheter Cardiovasc Interv. 1 Nov 2009;74(5):710-7.

22. Tweet MS, Hayes SN, Pitta SR, Simari RD, Lerman A, Lennon RJ, et al. Caraterísticas clínicas, tratamento e prognóstico da dissecção espontânea da artéria coronária. Circulation. 31 Jul 2012;126(5):579-88.

23. Saw J, Aymong E, Sedlak T, Buller CE, Starovoytov A, Ricci D, et al. Dissecção espontânea da artéria coronária: associação com arteriopatias predisponentes e stressores precipitantes e resultados cardiovasculares. Circ Cardiovasc Interv. Oct 2014;7(5):645-55.

24. Tweet MS, Eleid MF, Best PJM, Lennon RJ, Lerman A, Rihal CS, et al. Dissecção espontânea da artéria coronária: revascularização versus terapia conservadora. Circ Cardiovasc Interv. Dez 2014;7(6):777-86.

25. Lettieri C, Zavalloni D, Rossini R, Morici N, Ettori F, Leonzi O, et al. Gestão e prognóstico a longo prazo da dissecção espontânea da artéria coronária. Am J Cardiol. 1 Jul 2015;116(1):66-73.

26. Faden MS, Bottega N, Benjamin A, Brown RN. Uma avaliação nacional da dissecção espontânea da artéria coronária na gravidez e no puerpério. Heart. 15 2016;102(24):1974-9.

27. Rogowski S, Maeder MT, Weilenmann D, Haager PK, Ammann P, Rohner F, et al. Dissecção espontânea da artéria coronária: acompanhamento angiográfico e resultado clínico de longo prazo em uma população predominantemente tratada com medicamentos. Catheter Cardiovasc Interv. Jan 2017;89(1):59-68.

28. Rashid HNZ, Wong DTL, Wijesekera H, Gutman SJ, Shanmugam VB, Gulati R, et al. Incidência e caraterização da dissecção espontânea da artéria coronária como causa de síndrome coronária aguda - Uma experiência australiana num único centro. Int J Cardiol. 1 Jan 2016;202:336-8.

29. Elkayam U, Jalnapurkar S, Barakkat MN, Khatri N, Kealey AJ, Mehra A,

et al. Infarto agudo do miocárdio associado à gravidez: uma revisão da experiência contemporânea em 150 casos entre 2006 e 2011. Circulation. 22 Apr 2014;129(16):1695-702.

30. Fahmy P, Prakash R, Starovoytov A, Boone R, Saw J. Fatores predisponentes e precipitantes em homens com dissecção espontânea da artéria coronária. JACC Cardiovasc Interv. Apr 25, 2016;9(8):866-8.

31. Nakashima T, Noguchi T, Haruta S, Yamamoto Y, Oshima S, Nakao K, et al. Impacto prognóstico da dissecção espontânea da artéria coronária em pacientes jovens do sexo feminino com enfarte agudo do miocárdio: Um relatório dos Investigadores Multicêntricos de Angina de Peito-Infarto do Miocárdio no Japão. Int J Cardiol. 15 de março de 2016;207:341-8.

32. Motreff P, Malcles G, Combaret N, Barber-Chamoux N, Bouajila S, Pereira B, et al. Como e quando suspeitar de dissecção espontânea da artéria coronária: novos conhecimentos a partir de uma série de um único centro sobre a prevalência e o aspeto angiográfico. EuroIntervention. 7 Abr 2017;12(18):e2236-43.

33. Saadi, Mohamed. Gestão e prognóstico a longo prazo da dissecção espontânea da artéria coronária: um estudo multicêntrico nacional. Faculdade de Medicina de Tunis; 2018.

34. Marcoff, Rahman. Dissecção espontânea de artéria coronária associada à menstruação. J Invasive Cardiol. 1 Oct 2010;22(10):E183-5.

35. Gerede DM, Yüksel B, Tutar E, Küçükşahin O, Uzun C, Atasoy KÇ, et al. Dissecção espontânea da artéria coronária em um paciente do sexo masculino com arterite de Takayasu e síndrome do anticorpo antifosfolípide. Case Rep Rheumatol. 2013;2013:272963.

36. Ionescu C, Chrissoheris M, Caraccciolo E. Spontaneous coronary artery dissection and severe hypothyroidism [Internet]. Vol. 21, The Journal of invasive cardiology. J Invasive Cardiol; 2009 [cited 12 Sep 2020]. Disponível em: https://pubmed.ncbi.nlm.nih.gov/19342762/

37. Bayar N, Çağırcı G, Üreyen ÇM, Kuş G, Küçükseymen S, Arslan Ş. A relação entre a dissecção espontânea da artéria coronária de múltiplos vasos e a doença celíaca. Circ J coreano. maio de 2015; 45 (3): 242-4.

38. Kay IP, Williams MJ. Dissecção espontânea de artéria coronária: stent longo em paciente com policitemia vera. Int J Cardiovasc Intervent.

1999;2(3):191-3.

39. Buccheri D, Piraino D, Andolina G. Doença de Behçet e dissecção espontânea da artéria coronária: a galinha ou o ovo? Int J Cardiol. 19 Abr 2016;215:504-5.

40. Tsujita K, Miyazaki T, Kaikita K, Chitose T, Takaoka N, Soejima H, et al. Mulher na pré-menopausa com enfarte agudo do miocárdio causado por dissecção espontânea da artéria coronária e potencial associação com vasoespasmo coronário. Cardiovasc Interv Ther. 7 Feb 2012;27(2):121-6.

41. Reriani M, Sara J, Flammer A, Gulati R, Li J, Rihal C, et al. O teste da função endotelial coronária fornece uma discriminação superior em comparação com a pontuação de risco clínico padrão na previsão de eventos cardiovasculares. Coron Artery Dis. 1 de maio de 2016;27(3):213-20.

42. Suh SY, Kim JW, Choi CU, Kim EJ, Rha S-W, Park CG, et al. Dissecção coronária espontânea associada a privação de sono com apresentação de enfarte agudo do miocárdio. Int J Cardiol. 7 de fevereiro de 2007;115(2):e78-79.

43. Schifferdecker B, Pacifico L, Ramsaran EK, Folland ED, Spodick DH, Weiner BH. Dissecção espontânea de artéria coronária associada a relação sexual. Am J Cardiol. 15 de maio de 2004;93(10):1323-4.

44. Velusamy M, Fisherkeller M, Keenan M, Kiernan F, Fram D. Dissecção espontânea da artéria coronária numa mulher jovem precipitada por vómito. J Invasive Cardiol. 1 Abr 2002;14(4):198-201.

45. Sivam S, Yozghatlian V, Dentice R, McGrady M, Moriarty C, Di Michiel J, et al. Dissecção espontânea da artéria coronária associada à tosse. Journal of Cystic Fibrosis. março de 2014;13(2):235-7.

46. Hart K, Patel S, Kovoor J. Dissecção espontânea da artéria coronária associada ao tratamento do cancro anal com fluorouracil e radioterapia. Cureus [Internet]. [cited 2020 Sep 12];11(6). Disponível em: https://www.ncbi.nlm.nih.gov/pmc/articles/PMC6706264/

47. Keir ML, Dehghani P. Corticosteróides e dissecção espontânea da artéria coronária: um novo fator de predisposição? Can J Cardiol. março de 2016;32(3):395.e7-8.

48. Saunders SL, Ford SE. Dissecção primária da artéria coronária

possivelmente relacionada com hipersensibilidade a medicamentos num homem. Can J Cardiol. abril de 1991;7(3):138-40.

49. Karabinos I, Papadopoulos A, Koulouris S, Kranidis A, Korovesis S, Katritsis D. Spontaneous coronary artery dissection during a dobutamine stress echocardiography. Echocardiography. março de 2006;23(3):232-4.

50. Saw J, Humphries K, Aymong E, Sedlak T, Prakash R, Starovoytov A, et al. Dissecção espontânea da artéria coronária. Jornal do Colégio Americano de Cardiologia. agosto de 2017; 70 (9): 1148-58.

51. Rogers JH, Lasala JM. Dissecção e perfuração da artéria coronária complicando a intervenção coronária percutânea. J Invasive Cardiol. setembro 2004;16(9):493-9.

52. De-Giorgio F, Grassi VM, Abbate A, d'Aloja E, Arena V. Causalidade ou coincidência? Um caso de morte súbita devido à dissecção espontânea da artéria coronária na presença de ponte miocárdica. Int J Cardiol. 23 de agosto de 2012;159(2):e32-34.

53. Arrivi A, Milici C, Bock C, Placanica A, Boschetti E, Dominici M. Dissecção Idiopática e Seriada de Vasos Coronários em Mulher Jovem com Stress Psicológico: Relato de Caso e Revisão da Literatura. Case Rep Vasc Med [Internet]. 2012 [cited 2020 Sep 12];2012. Disponível em: https://www.ncbi.nlm.nih.gov/pmc/articles/PMC3485898/

54. Walsh SJ, Jokhi PP, Saw J. Successful percutaneous management of coronary dissection and extensive intramural haematoma associated with ST elevation MI. Acute Card Care. 2008;10(4):231-3.

55. Dashwood AM, Saw J, Dhillon P, Murdoch D. Uso de uma técnica de três stents para um caso de dissecção espontânea da artéria coronária. Can J Cardiol. 2017;33(6):830.e13-830.e15.

56. Alfonso F, Bastante T, García-Guimaraes M, Pozo E, Cuesta J, Rivero F, et al. Dissecção espontânea da artéria coronária: novos conhecimentos sobre diagnóstico e tratamento. Coron Artery Dis. Dec 2016;27(8):696-706.

57. Ito T, Shintani Y, Ichihashi T, Fujita H, Ohte N. Dissecção espontânea da artéria coronária não aterosclerótica revascularizada por fenestração guiada por ultrassonografia intravascular com angioplastia com balão cortante. Cardiovasc Interv Ther. Jul 2017;32(3):241-3.

58. Alkhouli M, Cole M, Ling FS. Fenestração da artéria coronária antes do

implante de stent na dissecção espontânea da artéria coronária. Catheter Cardiovasc Interv. Jul 2016;88(1):E23-27.

59. Motreff P, Barber-Chamoux N, Combaret N, Souteyrand G. Fenestração da artéria coronária guiada por tomografia de coerência ótica antes do stent: nova opção intervencionista no tratamento de resgate do hematoma intramural espontâneo compressivo. Circ Cardiovasc Interv. Apr 2015;8(4):e002266.

60. Yumoto K, Sasaki H, Aoki H, Kato K. Tratamento bem-sucedido da dissecção espontânea da artéria coronária com angioplastia com balão de corte, avaliado com tomografia de coerência ótica. JACC Cardiovasc Interv. Jul 2014;7(7):817-9.

61. Maas AHEM, Euler M von, Bongers MY, Rolden HJA, Grutters JPC, Ulrich L, et al. Pontos de prática em ginecardiologia: Hemorragia uterina anormal em mulheres na pré-menopausa que tomam anticoagulante oral ou terapia antiplaquetária. Maturitas. dec 2015;82(4):355-9.

62. Serra J, Ricci D, Starovoytov A, Fox R, Buller CE. Spontaneous coronary artery dissection: prevalence of predisposing conditions including fibromuscular dysplasia in a tertiary center cohort. JACC Cardiovasc Interv. Jan 2013;6(1):44-52.

63. Saw J, Humphries K, Aymong E, Sedlak T, Prakash R, Starovoytov A, et al. Dissecção espontânea da artéria coronária: resultados clínicos e risco de recorrência. J Am Coll Cardiol. 29 de agosto de 2017; 70 (9): 1148-58.

64. Liang JJ, Prasad M, Tweet MS, Hayes SN, Gulati R, Breen JF, et al. Uma nova aplicação da angiografia por TC para detetar anormalidades vasculares extracoronárias em pacientes com dissecção espontânea da artéria coronária. J Cardiovasc Comput Tomogr. junho de 2014;8(3):189-97.

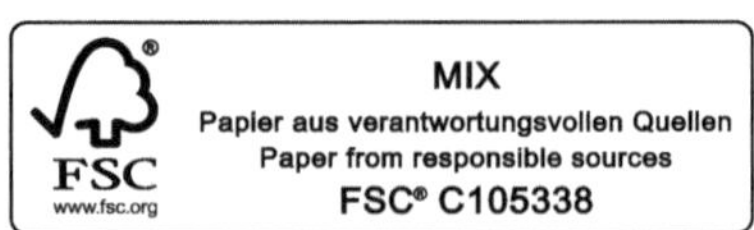

Printed by Books on Demand GmbH, Norderstedt / Germany